# LEMBRANÇAS DE LUA

Miriam Oliveira

Ilustrações de Paula Kranz

Editora Verso

Editora InVerso


R. Doutor Goulin, 1523 Alto da Glória
CEP 80040-280 Curitiba-PR
(41) 3254-1616 e (41) 3558-8001
editorainverso@editorainverso.com.br
www.editorainverso.com.br
Facebook.com/editorainverso
Instagram @editorainverso

**COORDENAÇÃO EDITORIAL**
Cristina Jones
Editora InVerso

**REVISÃO**
Carlos W. Jorge

**ILUSTRAÇÃO**
Paula Kranz

**CAPA, PROJETO GRÁFICO E ARTE-FINAL**
Adriane Baldini

DADOS INTERNACIONAIS DE CATALOGAÇÃO NA PUBLICAÇÃO (CIP)
Mona Youssef Hammoud — CRB/9.ª 1393

048d

OLIVEIRA, Miriam Leonila de. Lembranças de Lua.
Paula Kranz [Il.] Curitiba: InVerso, 2020
28 p. 21 x 21 cm – PTBR

ISBN: 978-65-86436-55-6

1.Lembranças. 2. Sertão. I. Título

CDD: B869.14

Literatura infantil: 028.5

# APRESENTAÇÃO

As cenas desse livro eram comuns na minha infância, quando não tínhamos celulares, tvs, redes sociais e nenhum outro tipo de comunicação, senão a fala.

Tínhamos a magia do luar, do céu estrelado, das lendas e das histórias que ganhavam um encanto especial no jeito simples e na voz suave de minha mãe.

O ato de ficarmos juntas, contando e ouvindo histórias, se tornava um momento de aconchego e ternura, que fortalecia os laços afetivos entre mãe e filha.

Por meio da imaginação, podemos ir aonde queremos sem sair do lugar. E melhor, sem precisar sair de casa.

Por isso, eu vos convido a subir no lombo do tempo, veloz como o pensamento, e na cadência leve e graciosa das rimas, viajar comigo para certa noite enluarada no sertão nordestino.

Boa leitura,

**Miriam Oliveira**

Lá pras bandas do infinito, depois de um dia bonito,

O sol, cansado de tanto brilho, se aprontava para dormir.

Com um suspiro profundo, se escondeu atrás do mundo.

Dando lugar para as estrelas que, uma a uma, no céu,
começavam a surgir.

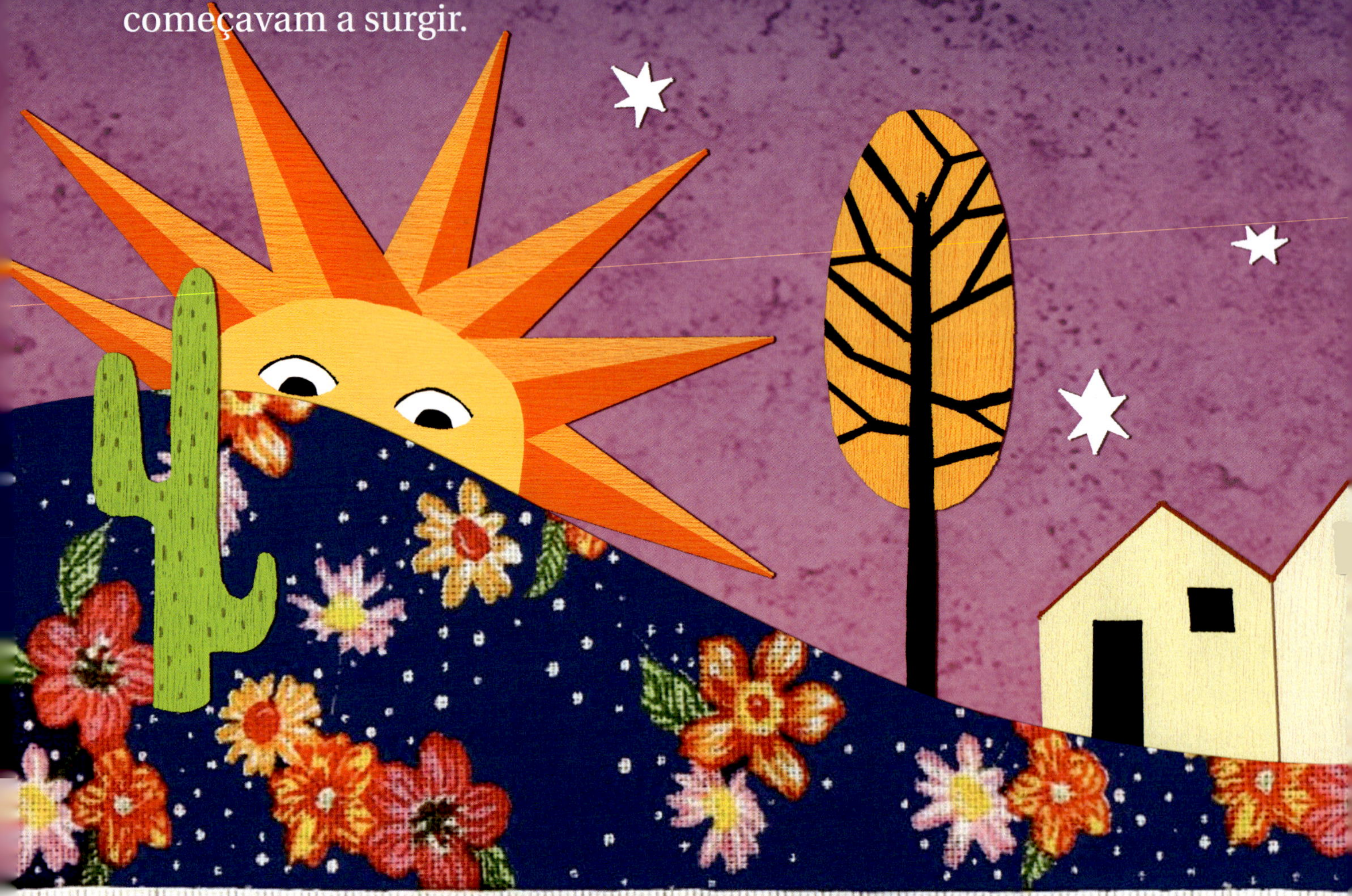

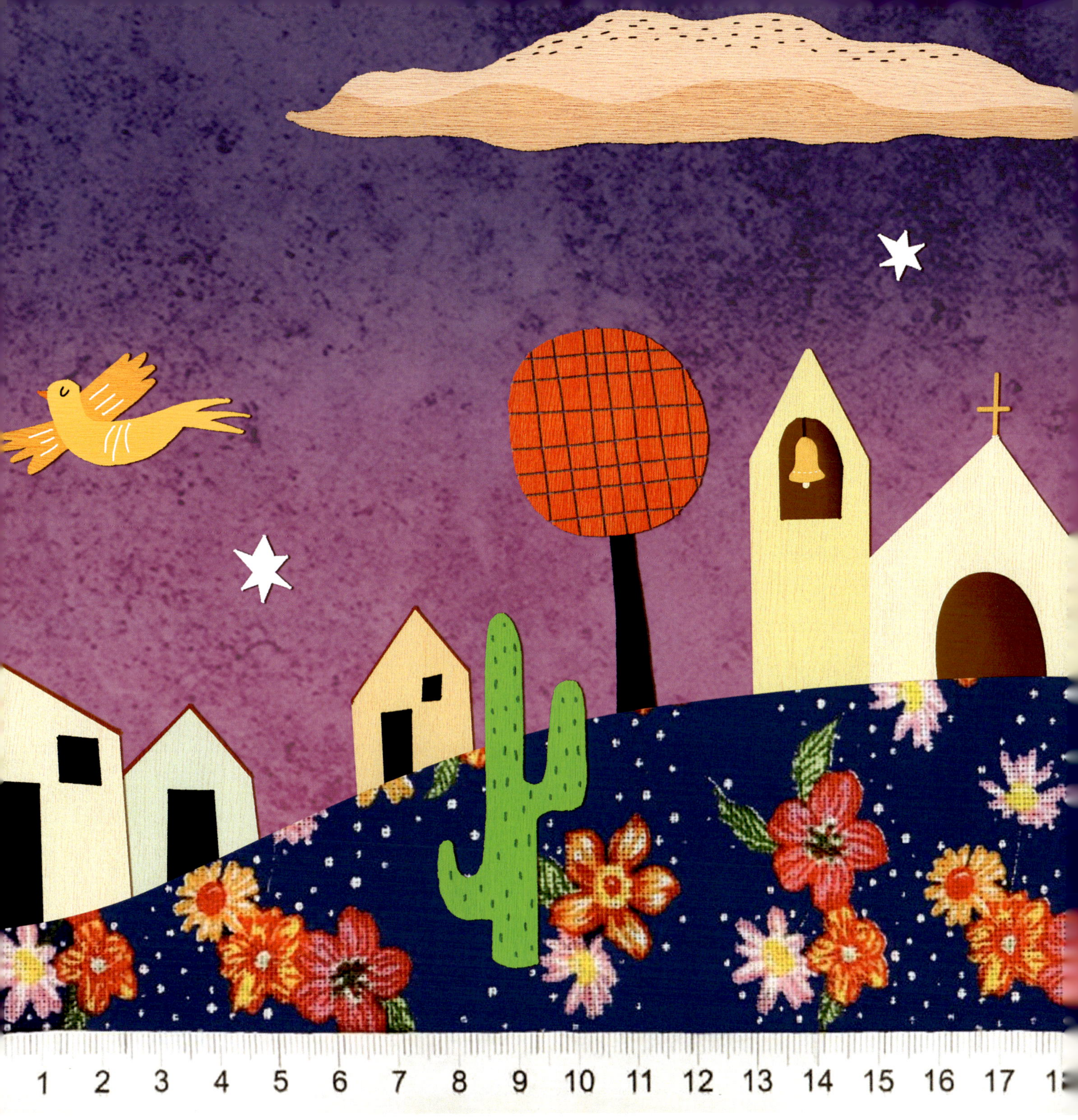
1 2 3 4 5 6 7 8 9 10 11 12 13 14 15 16 17

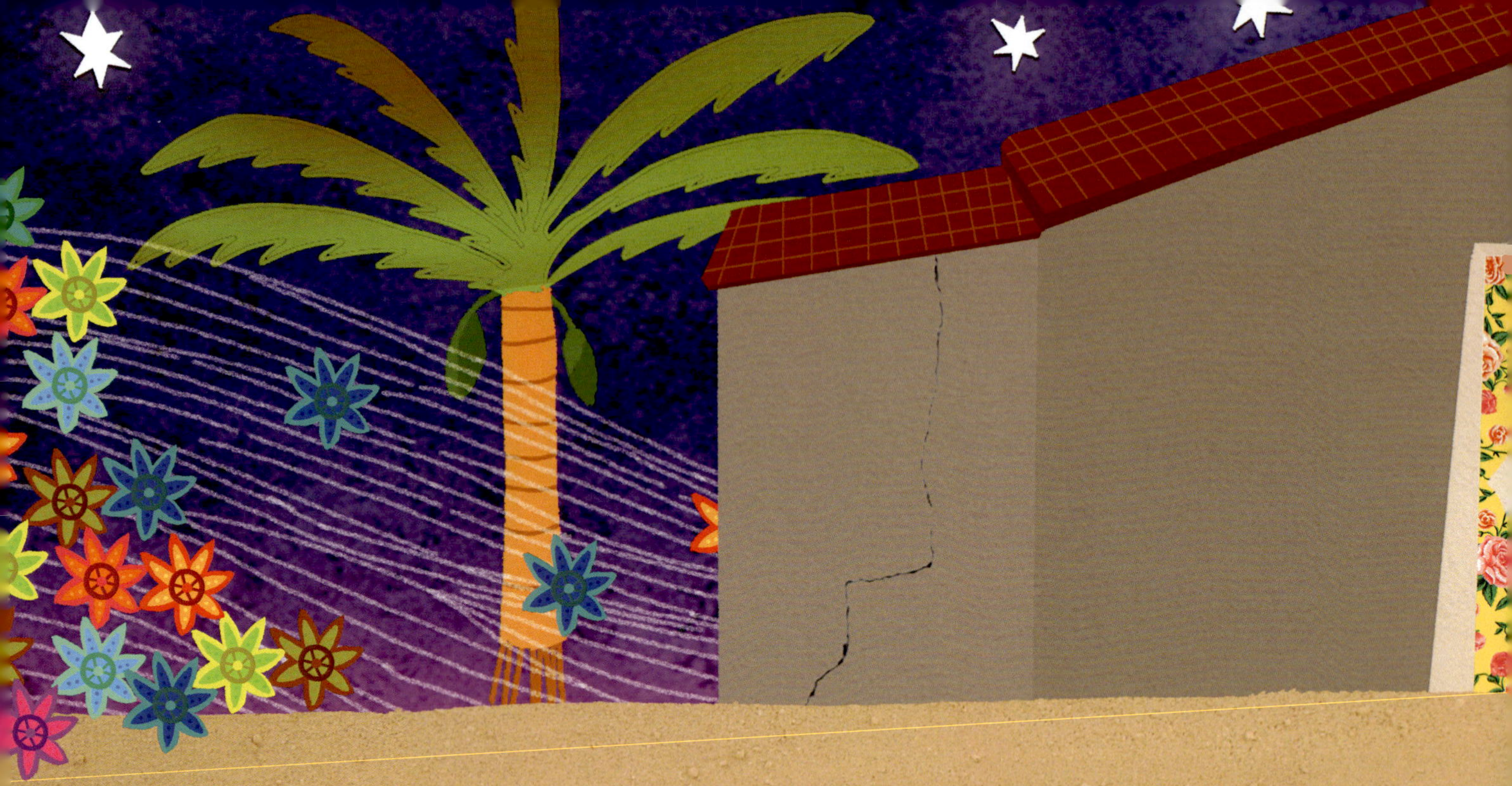

Com elas, vinha a lua cheia, imponente, orgulhosa

Se exibindo toda prosa,

Com a luz que sobrou do sol que acabara de sair.

Eu e mamãe ficávamos juntinhas, sentadas na areia quentinh

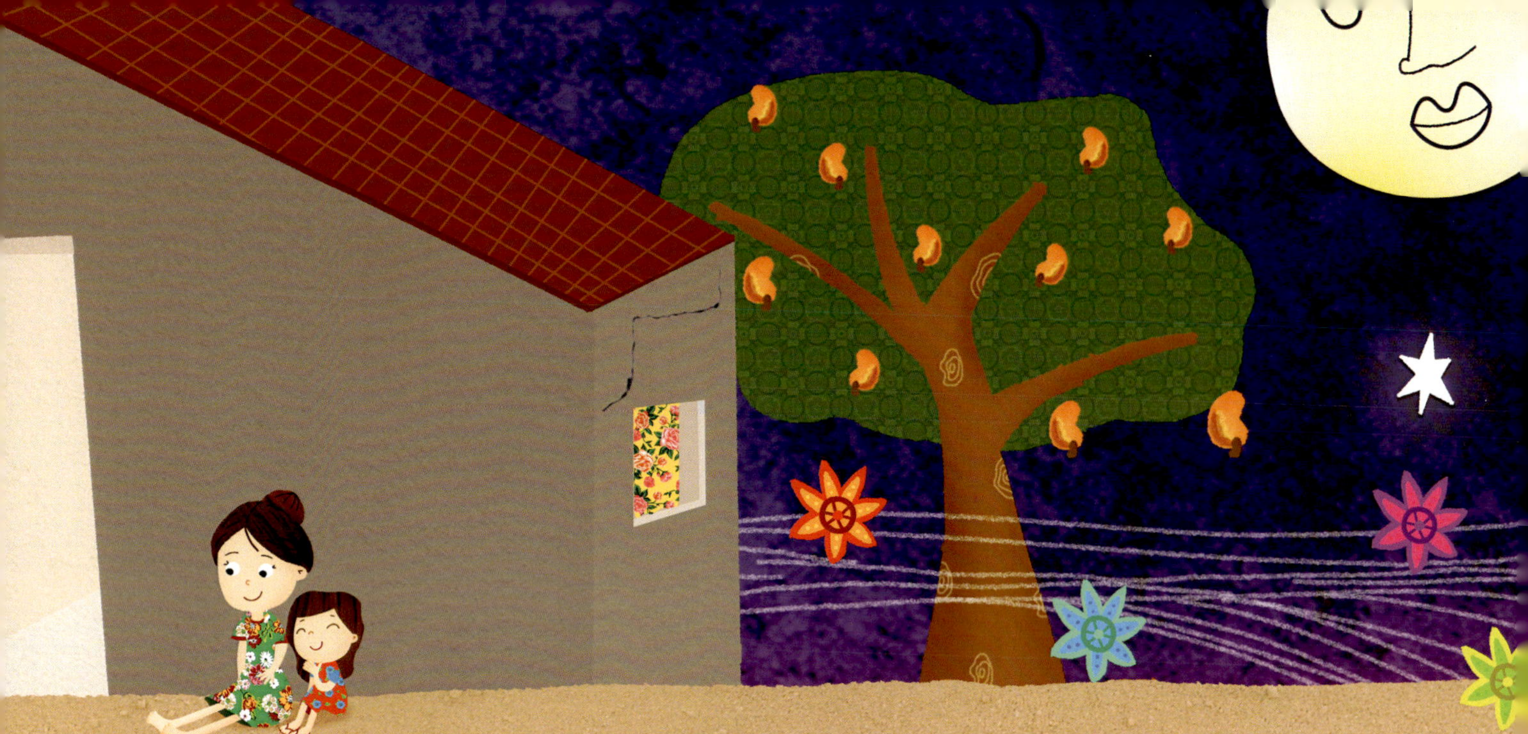

sentindo o cheiro das flores, que terminaram de abrir.

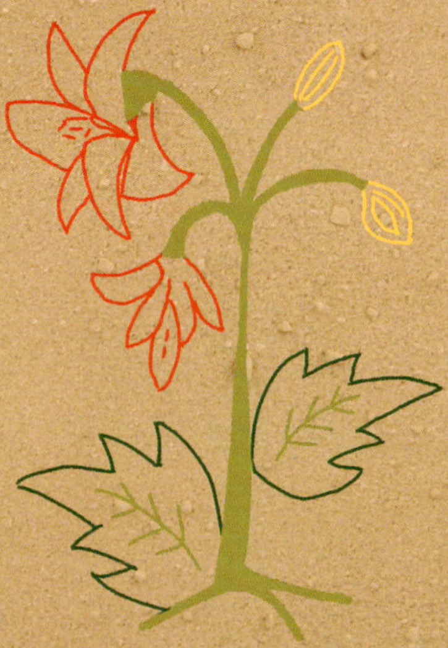

A noite foi chegando misteriosa e serena,
Espalhando, com a brisa, o perfume da açucena
No interior da pequena casa, era possível
enxergar a luz frágil do lampião.

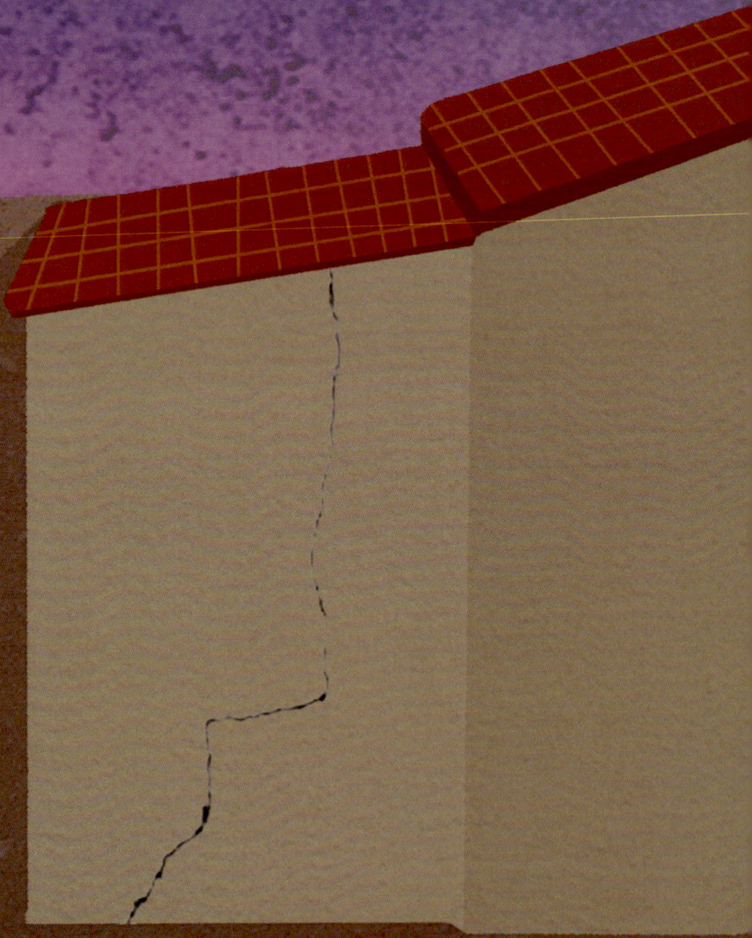

Porém, do lado de fora, era o brilho do luar que nos chamava a atenção.

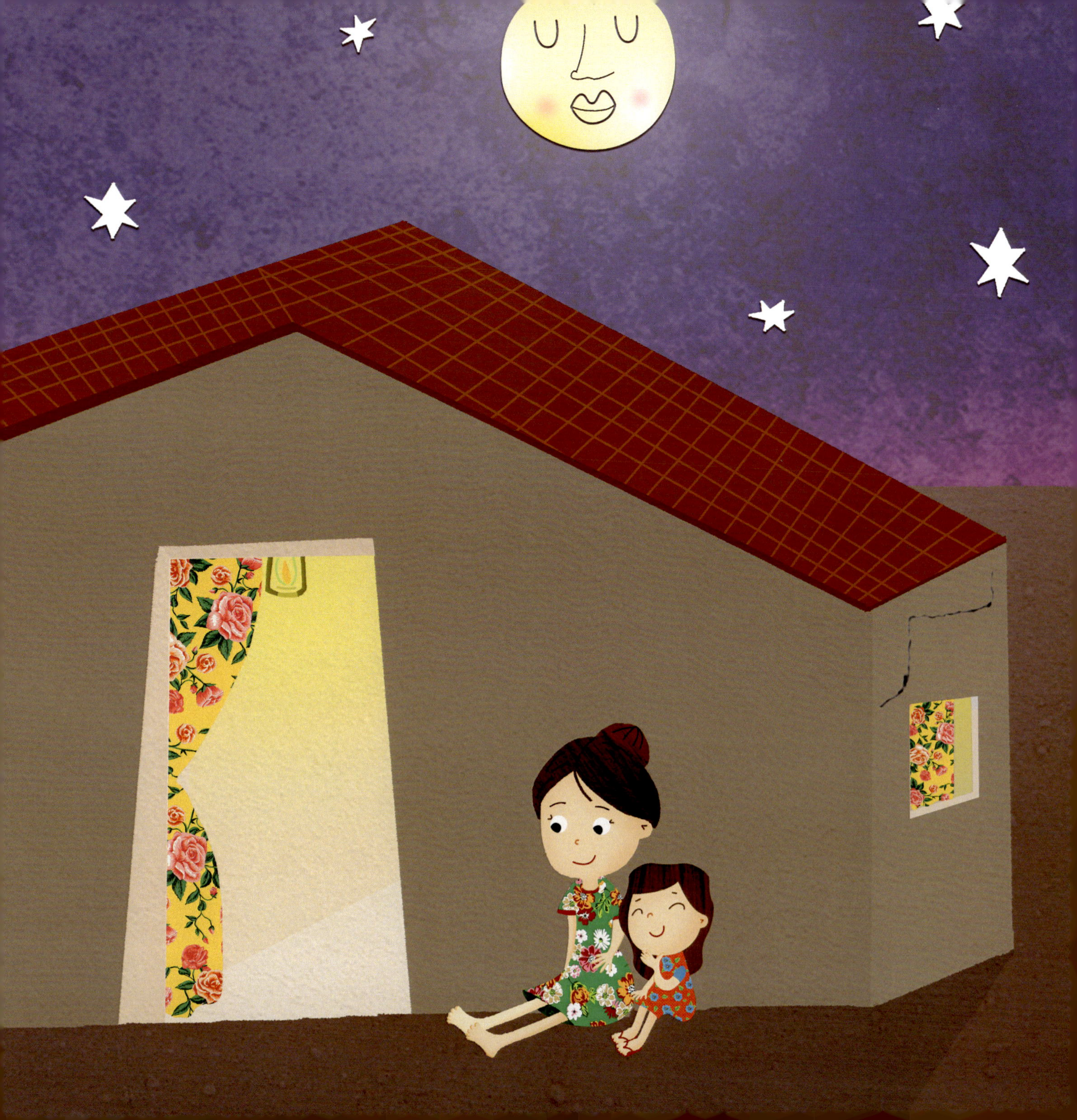

Eu e mamãe conversávamos,

lembrando histórias contadas,

Nas noites enluaradas que

iluminava o sertão.

— Mãe, o que é que tem na lua?
Parece um homem grandão!

— Dizem que é São Jorge que
está matando o Dragão.

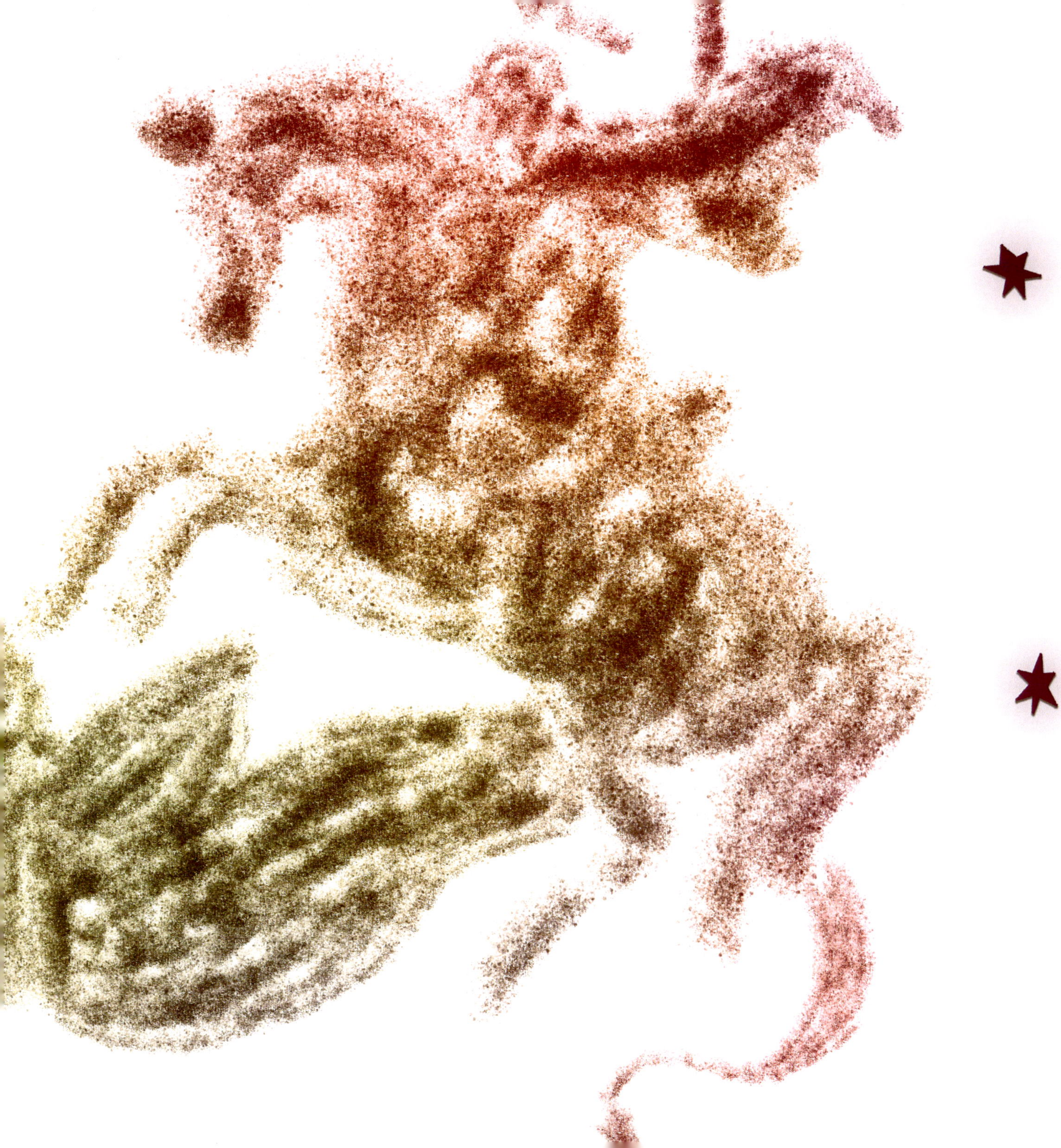

— Dragão? Como ele é? E tem nome?

— Não sei! Dizem que era um bicho feio que fazia o povo passar fome.

Então São Jorge o matou e o povo ficou protegido.

Deus o colocou na lua, para que todos possam vê-lo e lembrar o acontecido.

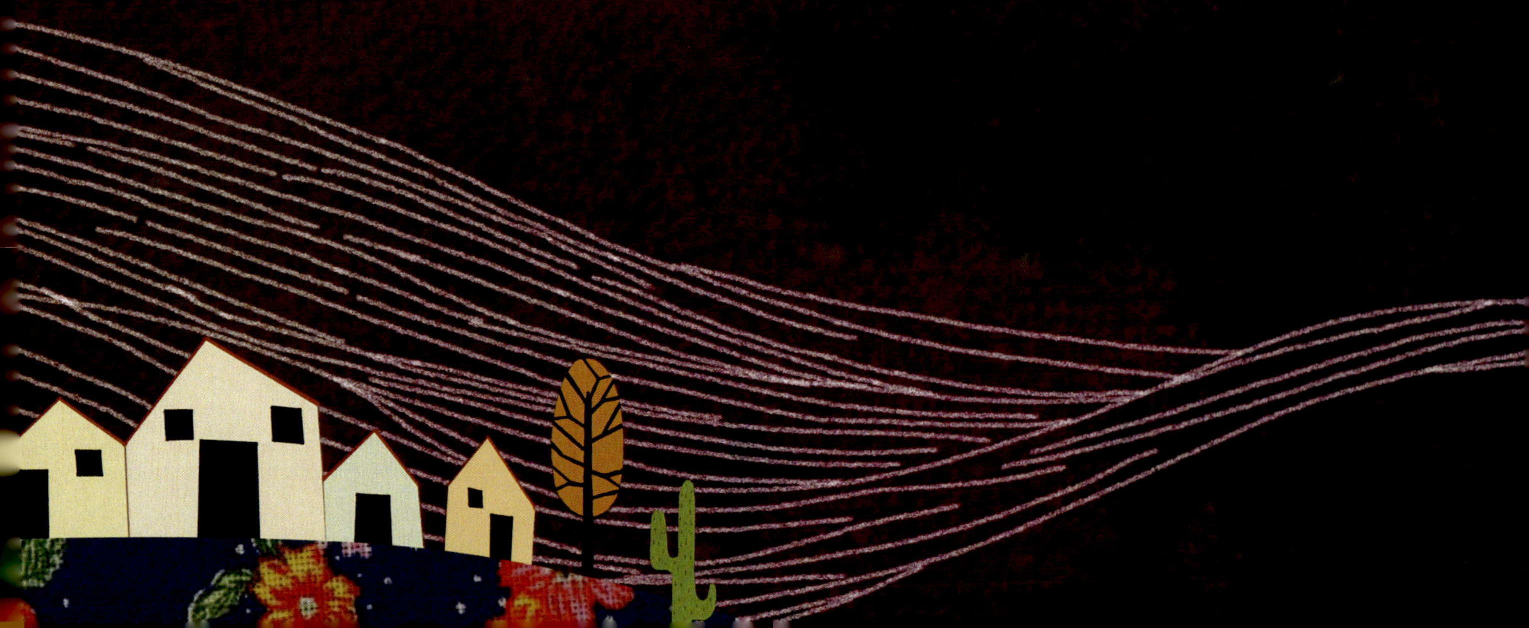

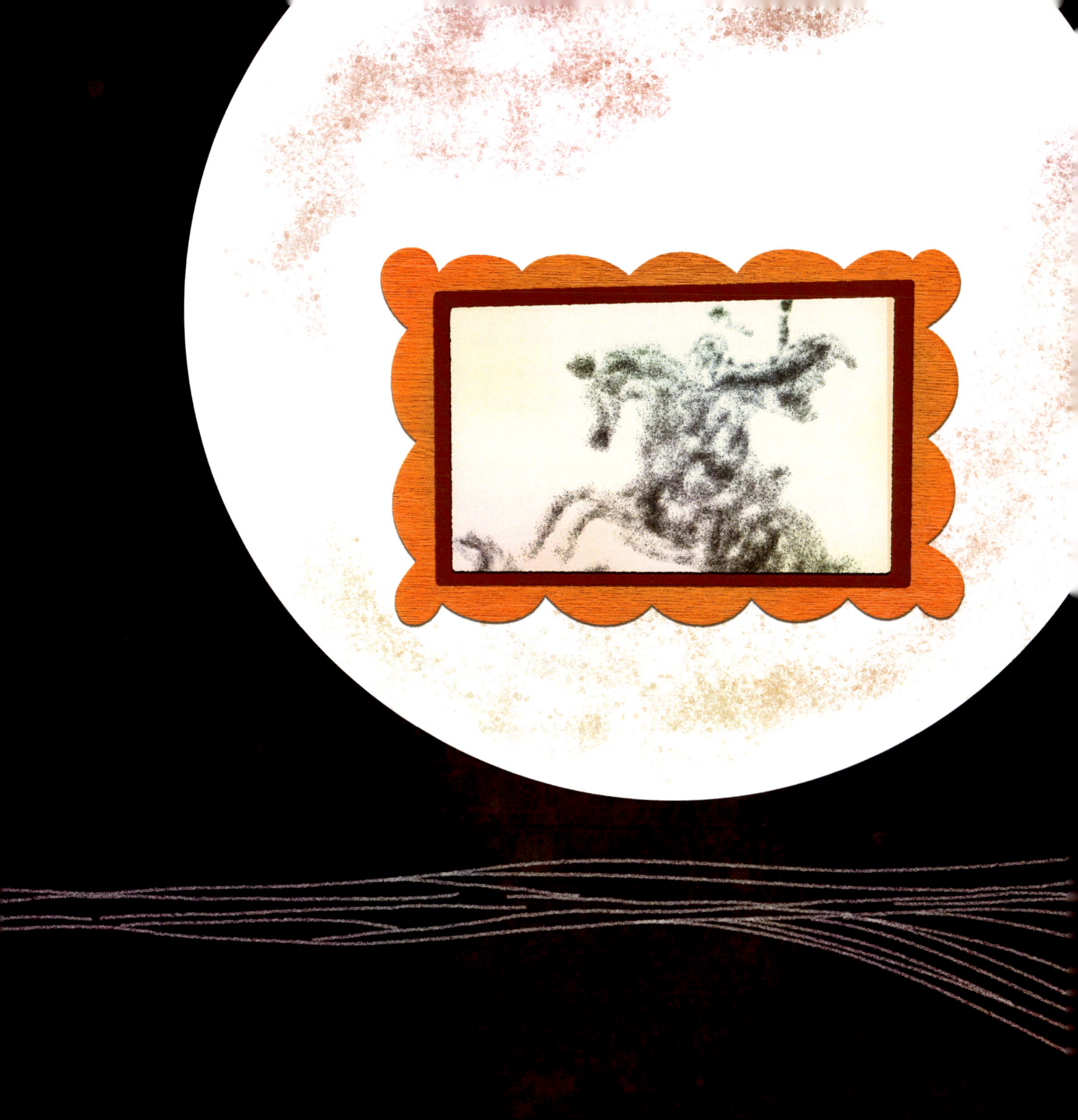

— Legal!!! Eu queria ir lá também!

— Não diz bobagem, menina! Na lua não vai ninguém!

— Mas bem que podia ir! É só fazer uma escada que vai bater lá no céu,

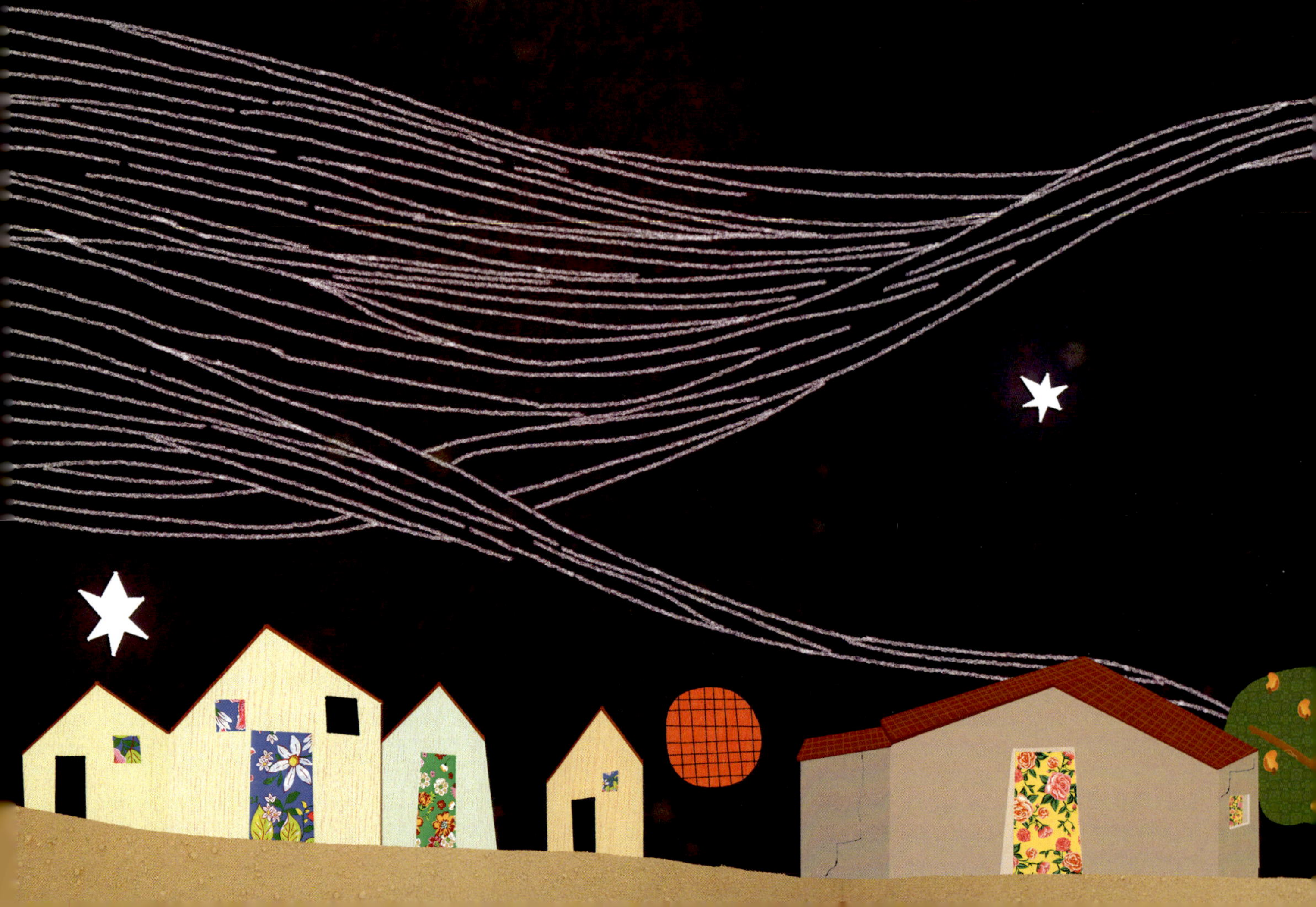

e começar a subir.

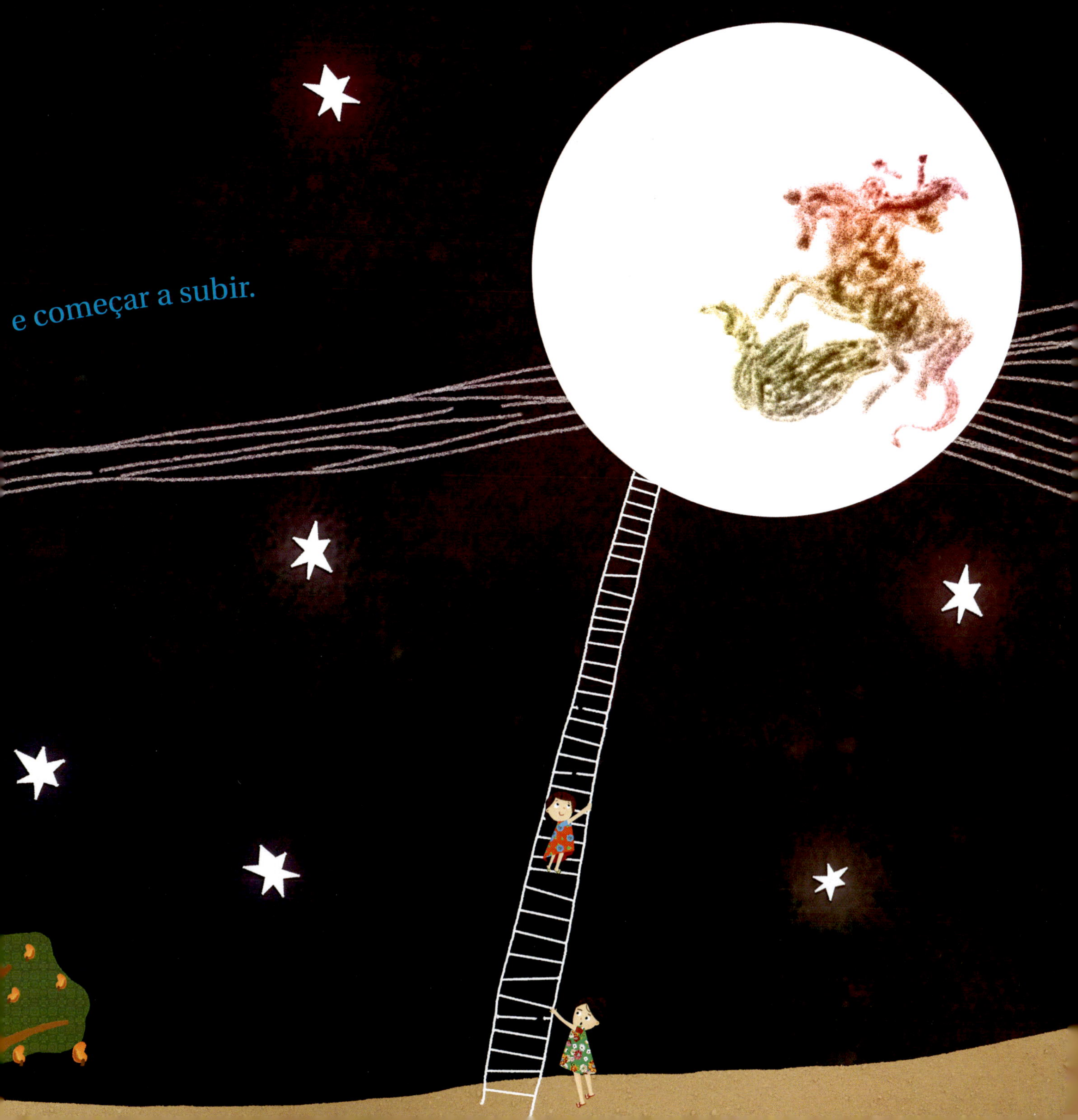

Mamãe achou muita graça e deu uma gargalhada.
Meu coração foi ao céu, sem precisar de escada.
Abraçada aos joelhos, com a cabeça inclinada,
Eu olhava para mamãe, como quem vê uma fada.

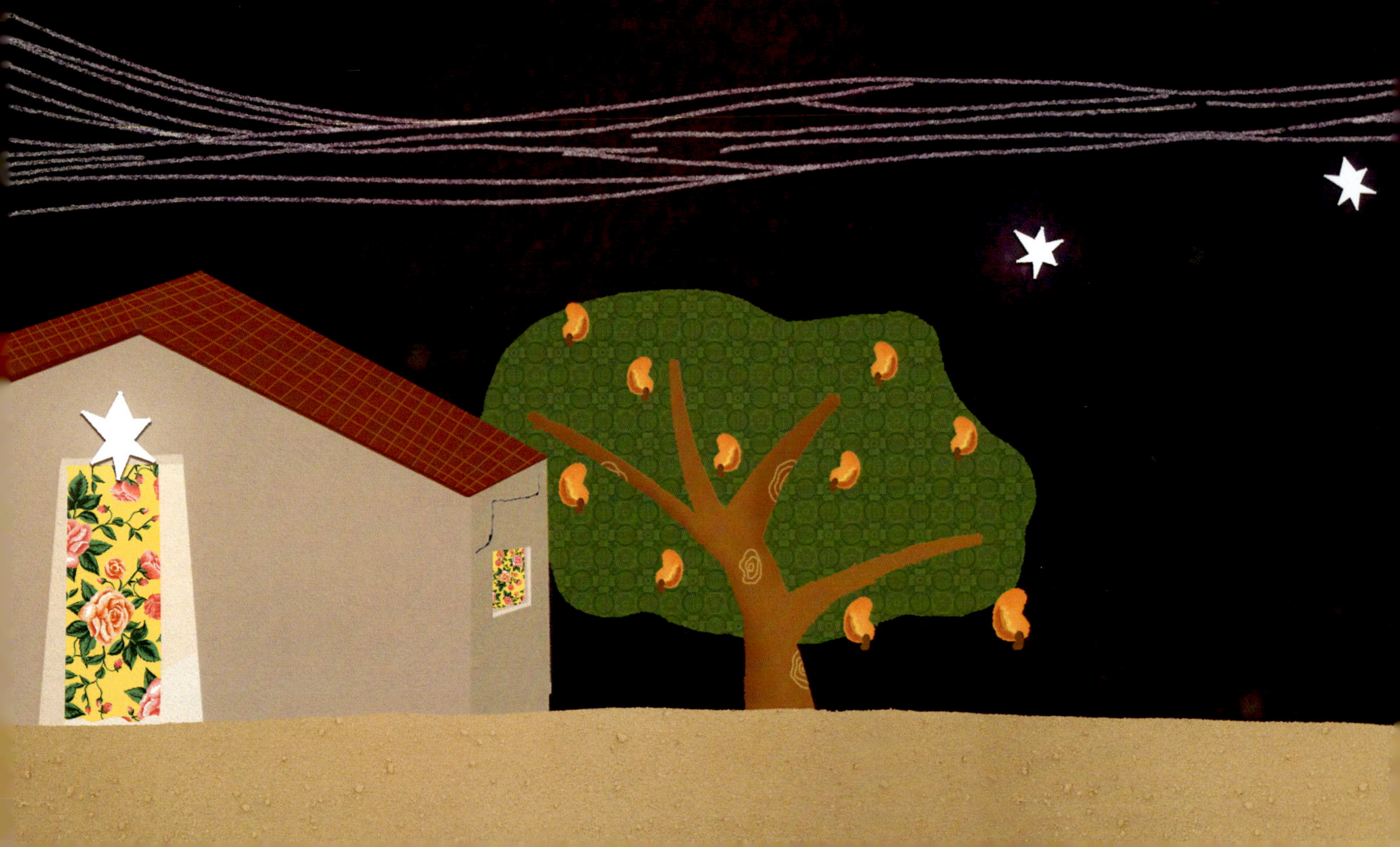

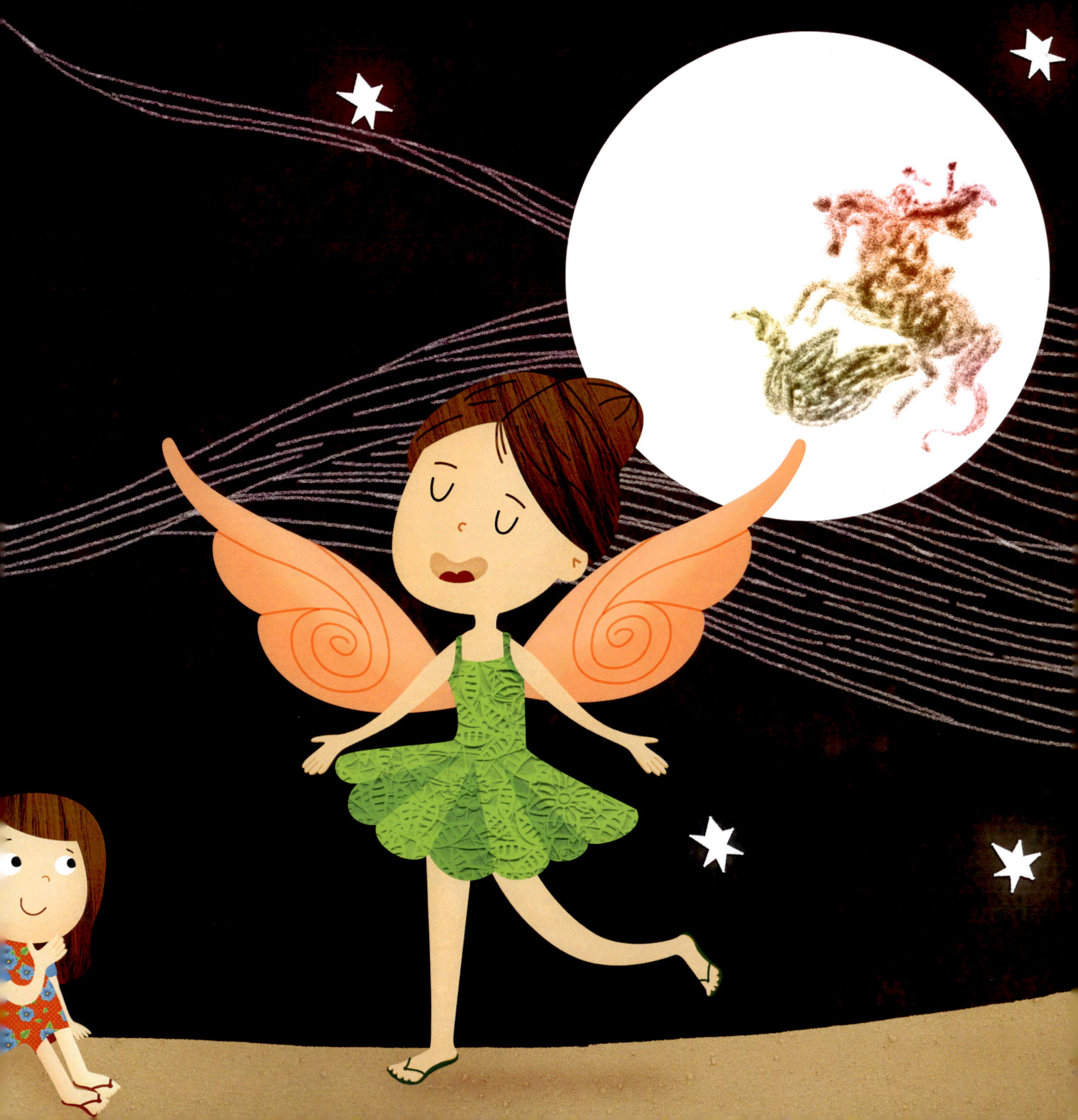

Para não ter, daquele momento, nem um minuto perdido, quis esticar a conversa, arriscando um pedido:

— Conta mais, mãe! Eu adoro ouvir histórias! Sei que a senhora tem muitas aí na sua memória.

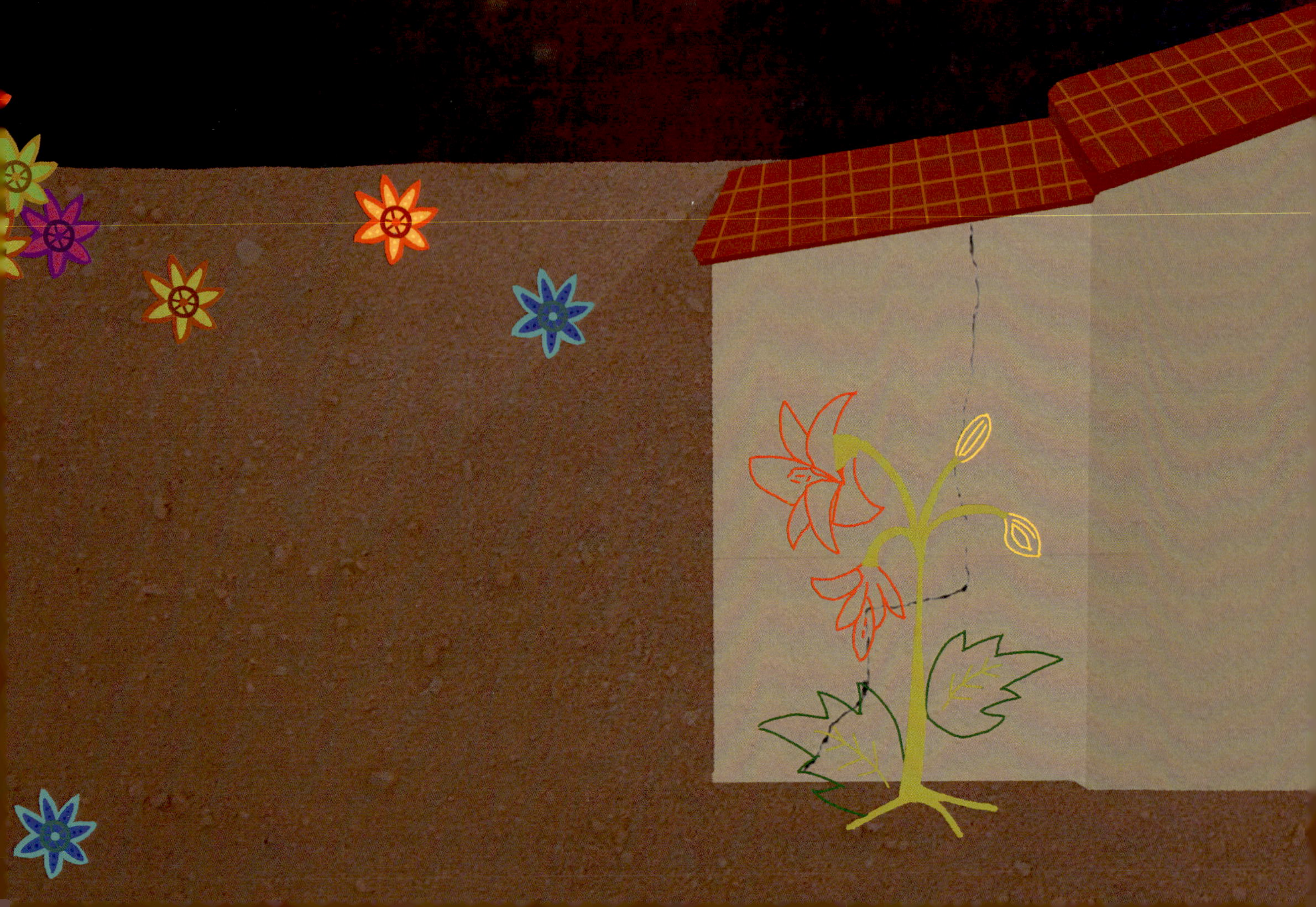

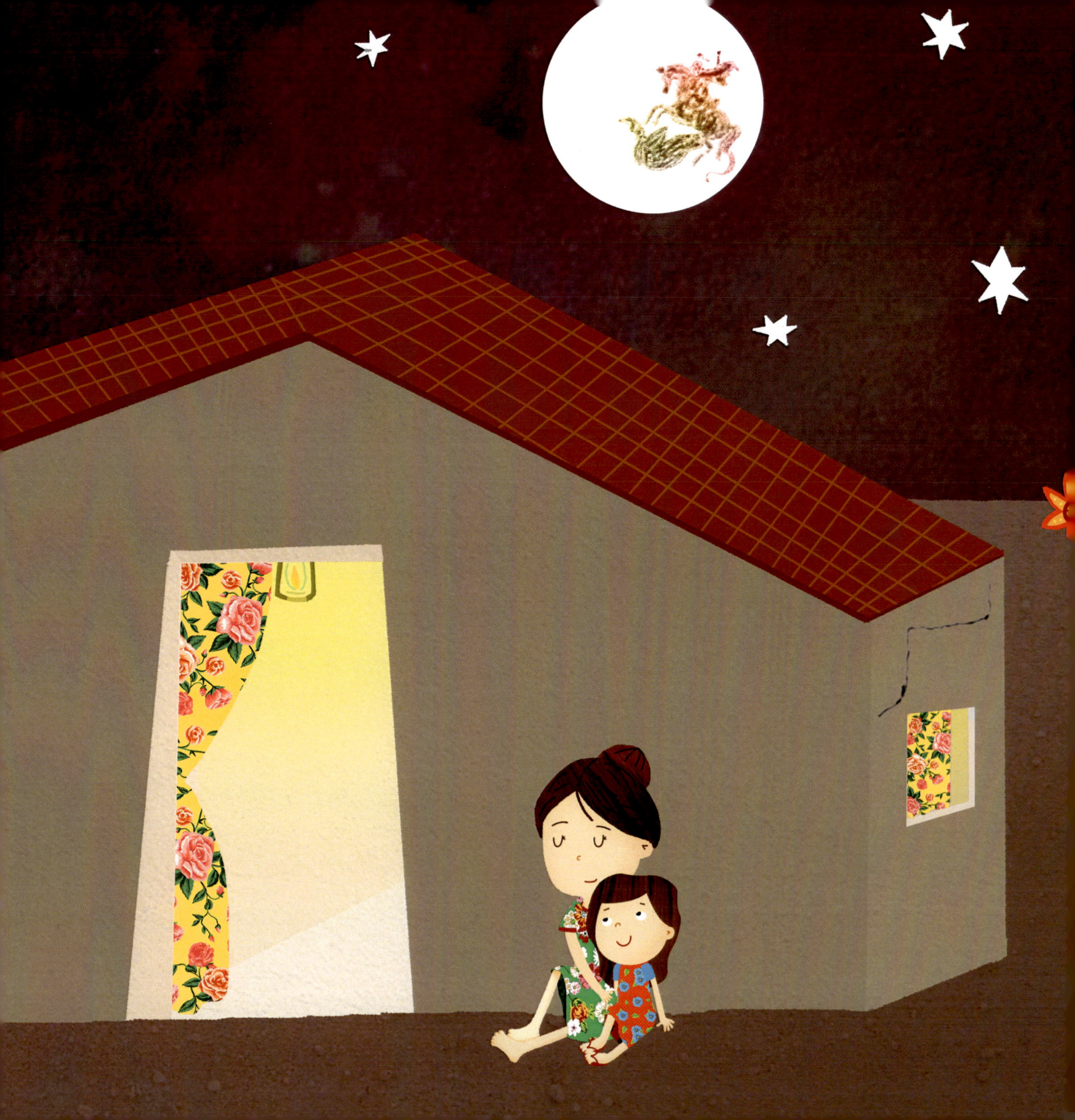

Ela fez um breve silêncio e continuou a falar.

História não lhe faltava. E ela adorava contar.

— Dizem que em uma casa, que tem seis filhas mulheres e o sétimo é filho homem, na noite de lua cheia, ele vira lobisomem...

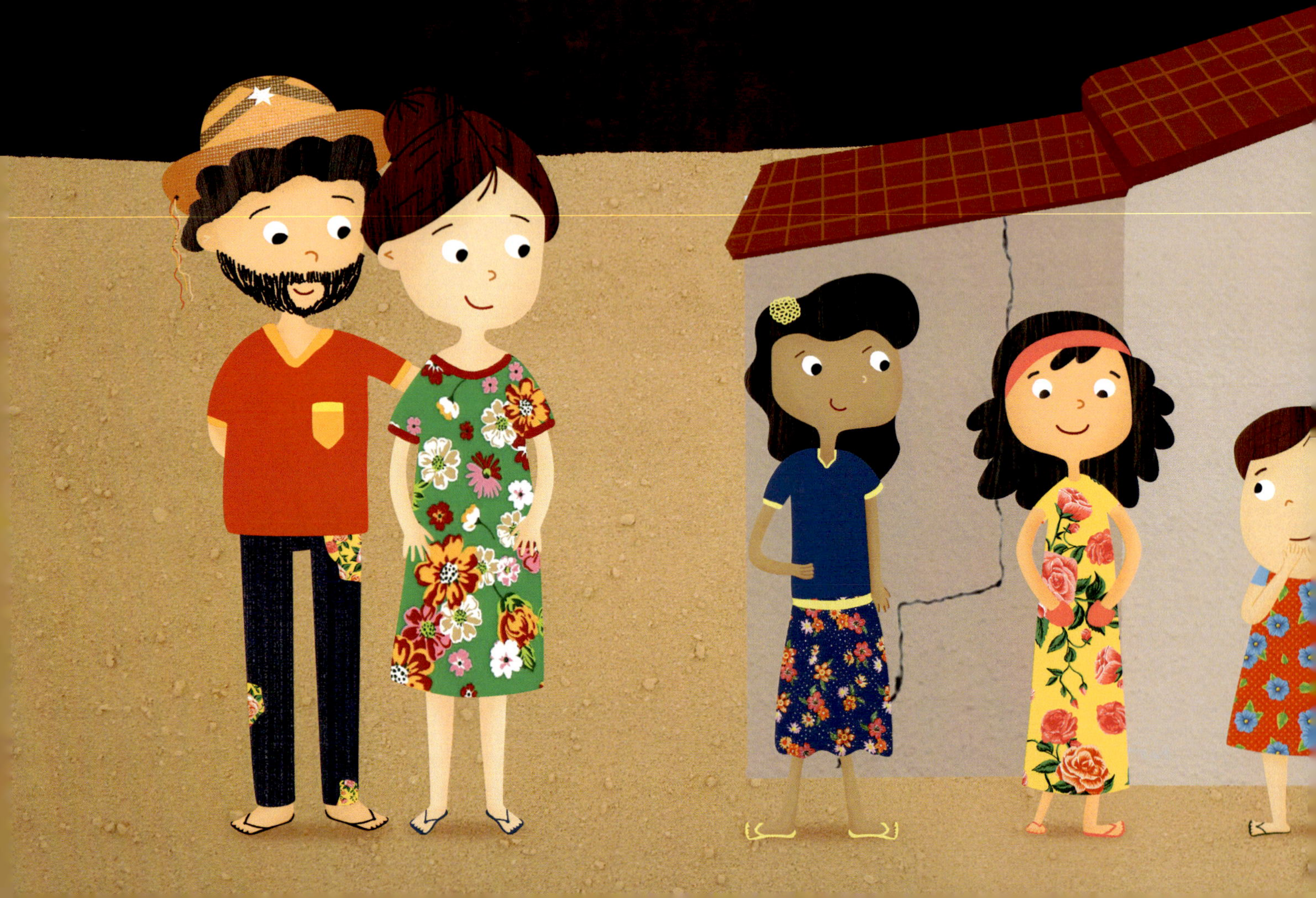

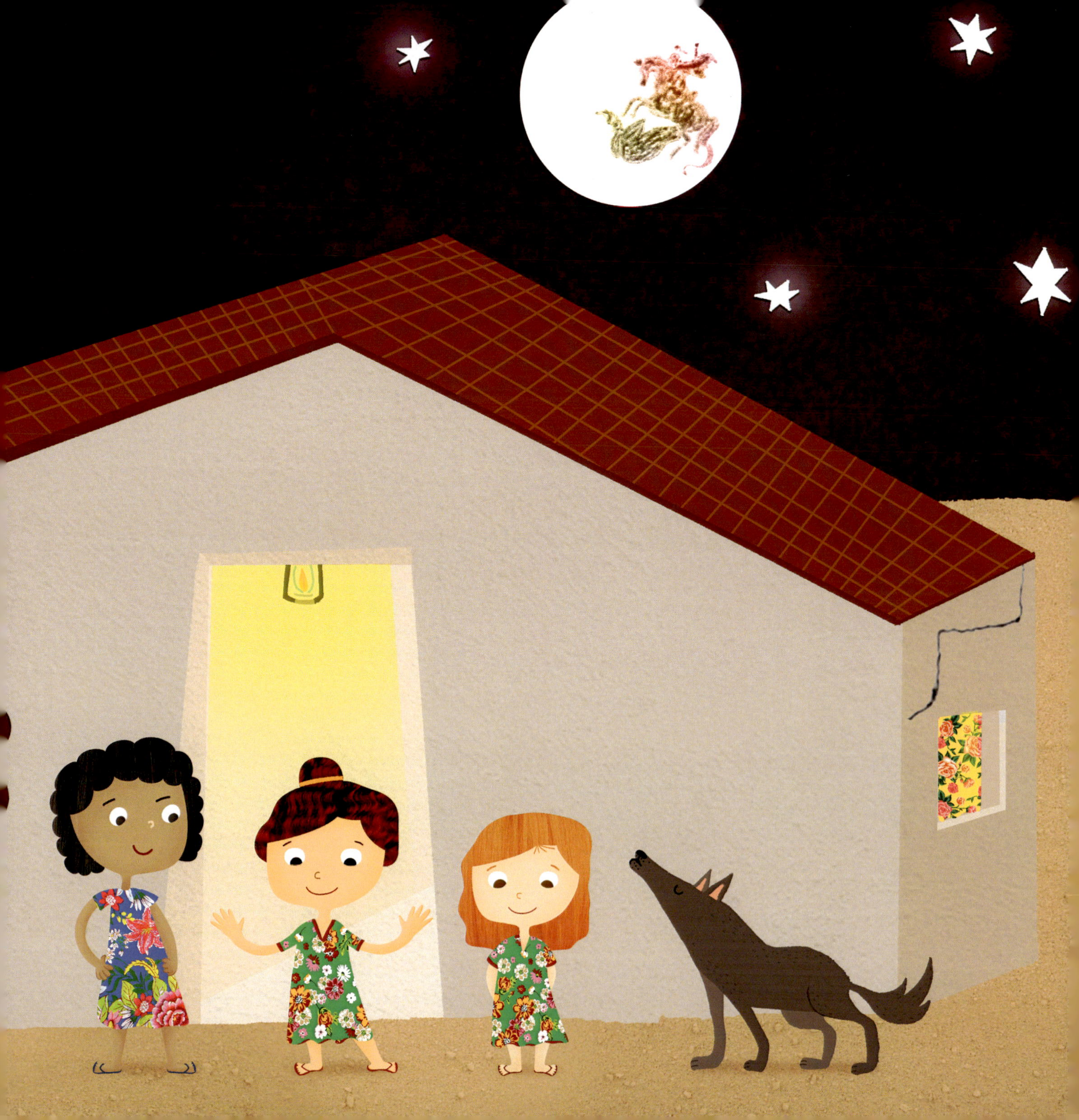

A noite já ia longe... E eu senti um arrepio!

Não sei se era por medo, ou era por causa do frio.

Por mim, eu continuava ali!

Mas o vento abusado deu um sopro bem gelado;

Querendo nos avisar, que era hora de dormir.

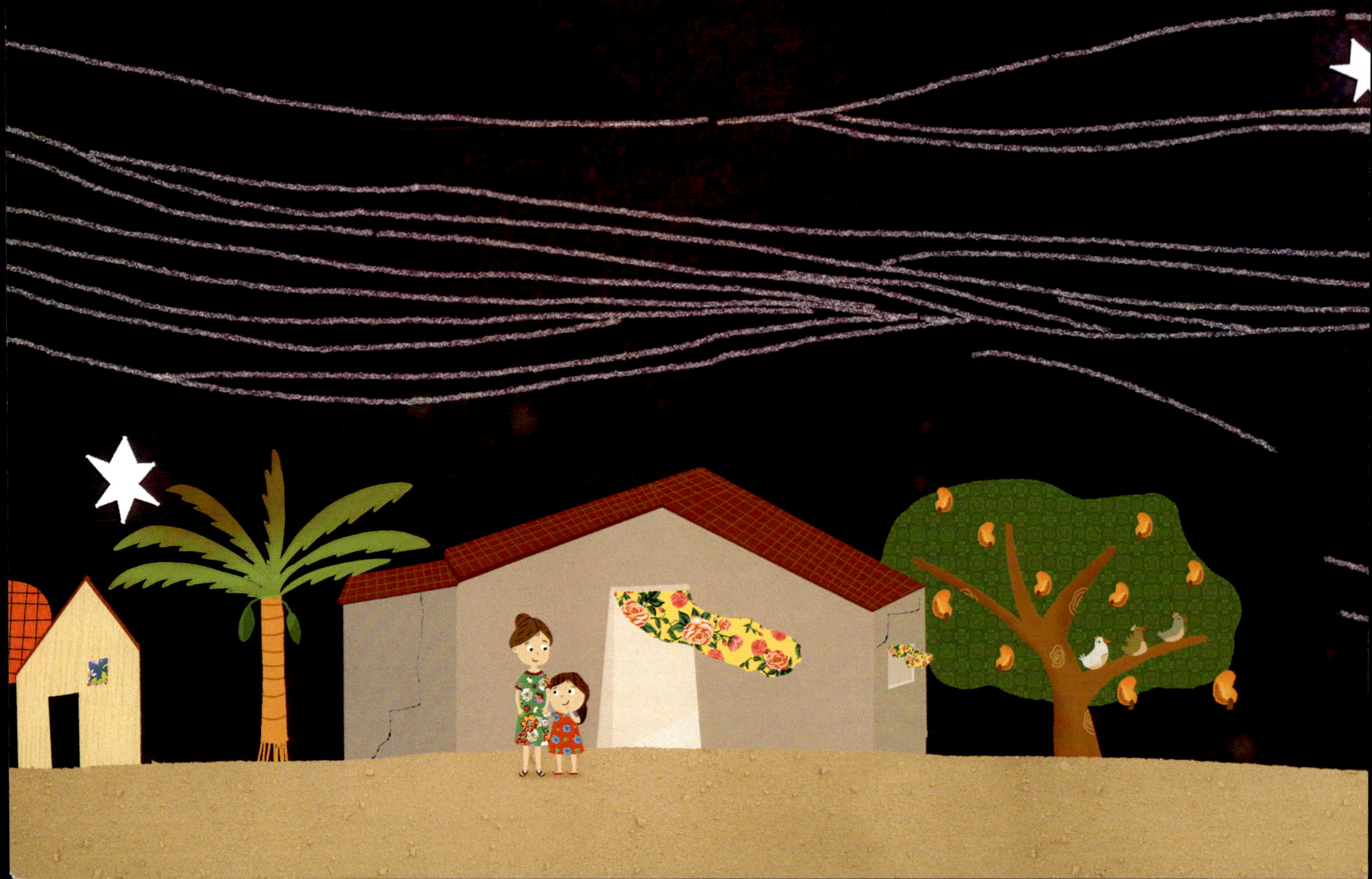

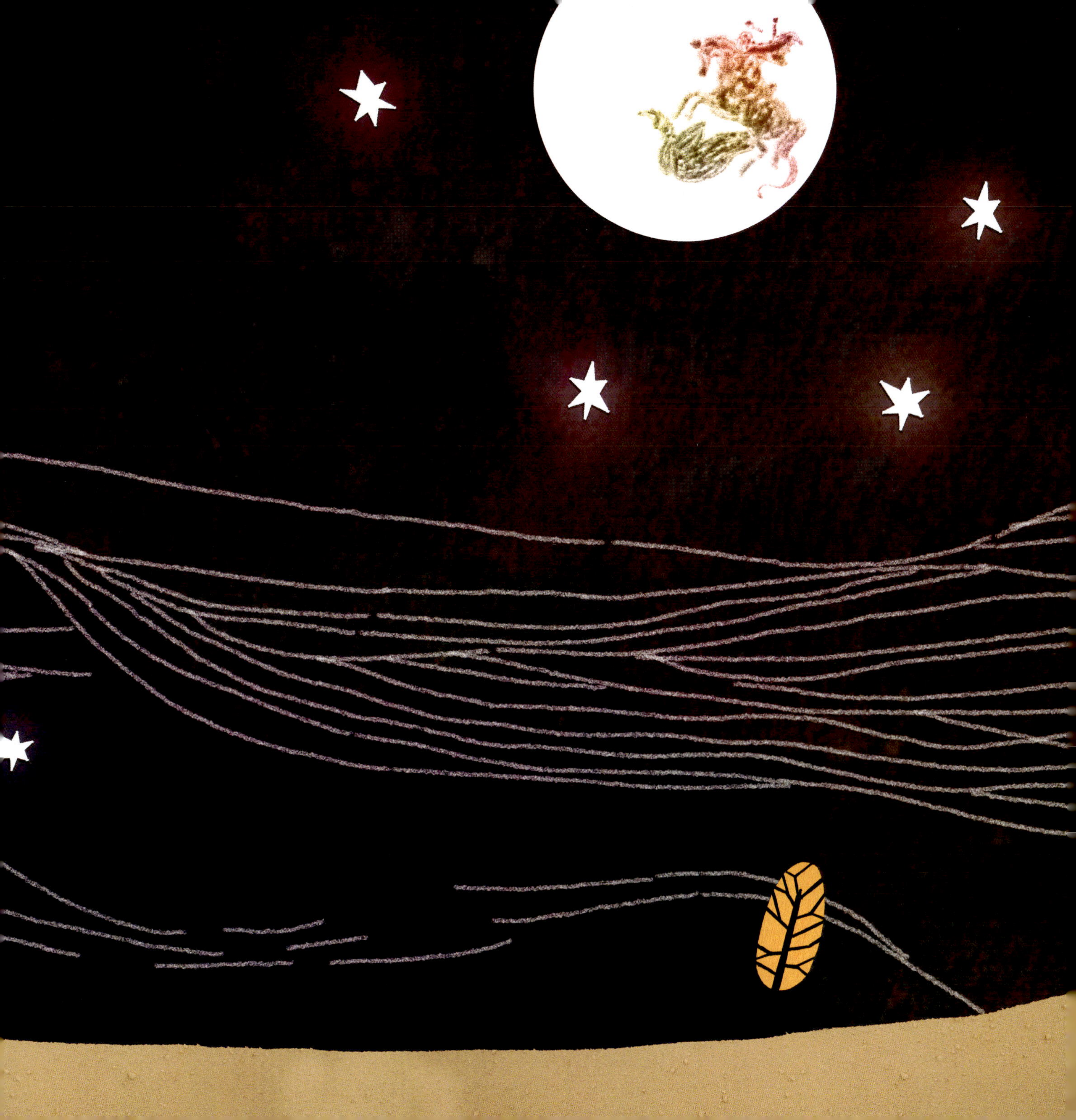

Trago as histórias guardadas na lembrança e no coração.

Quando olho para o céu, numa noite enluarada,

Subo no lombo do tempo, veloz como o pensamento,

De volta para o sertão.

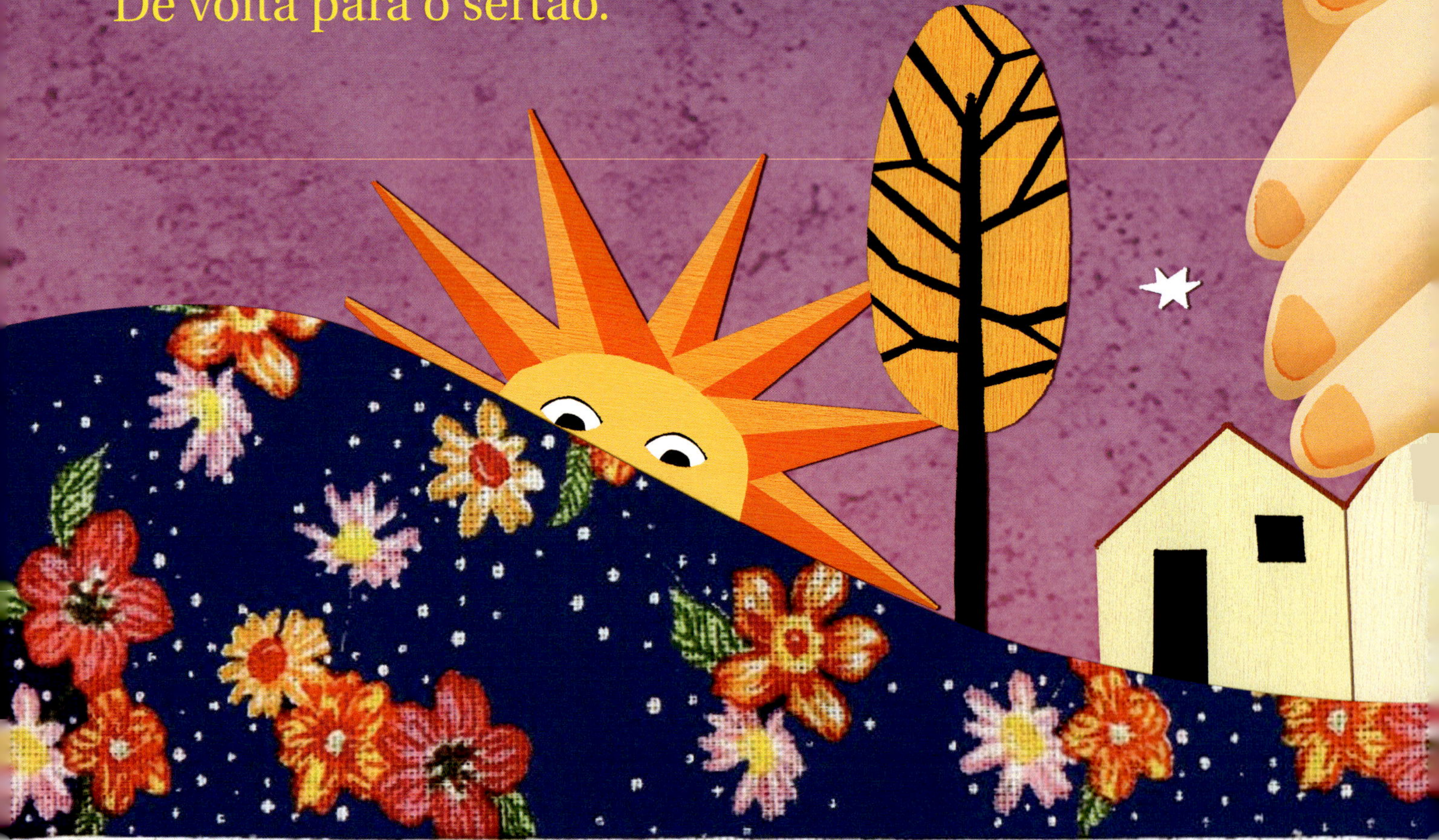

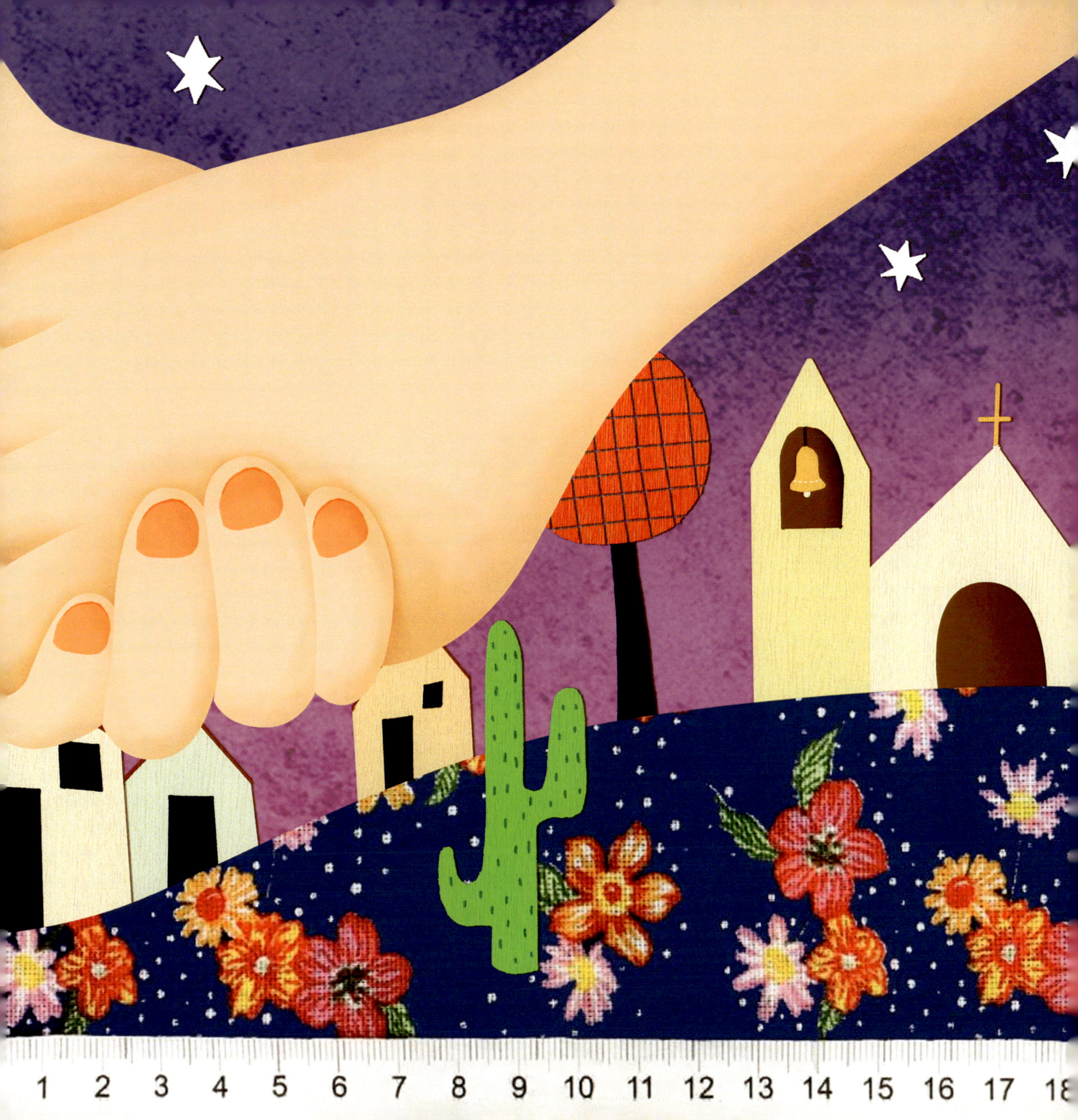

# SOBRE A ILUSTRADORA

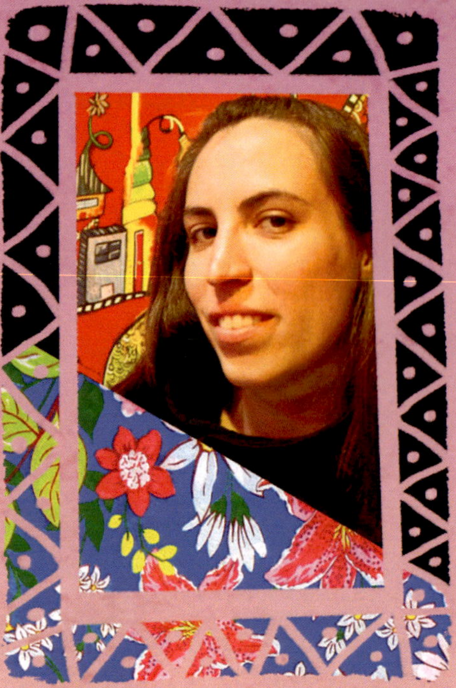

Meu nome é **Paula Kranz** e sou mãe de duas lindas meninas. Logo que me tornei mãe, fui mordida pelo bichinho da literatura infantil e decidi que não iria deixar minha filha na escola em tempo integral. Assim, junto da minha primeira filha e agora da segundinha, voltei a viver nesse mundo lúdico da infância. Nos últimos anos, além de brincar de comidinhas, poços de areia e desenhar garatujas, especializei-me em livros infantis e lá se foram diversas publicações com meus desenhos. Cada vez mais, estou repleta de sonhos e com vontade de mostrar a delicadeza e a leveza da infância. Ilustro a magia, o brilho nos olhos e essa forma única de ver o mundo que as crianças compartilham todos os dias conosco, aproximando adultos, pela leitura, desse incrível período da vida.

# SOBRE A AUTORA

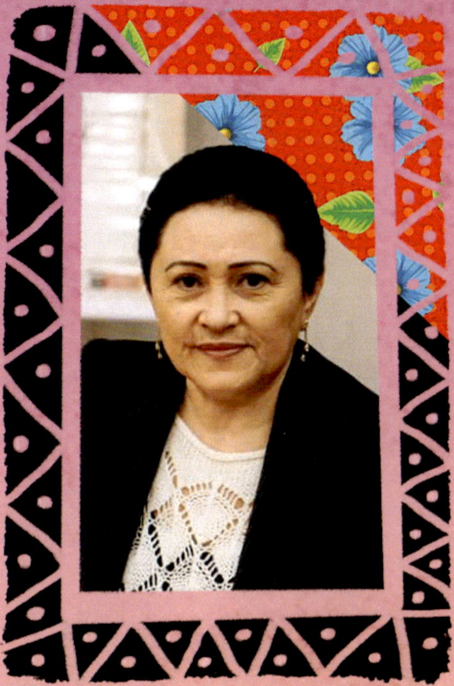

Olá, sou **Miriam Oliveira**. Nasci no agreste pernambucano, porém vivo em Curitiba-PR há 28 anos. Em terras paranaenses constituí parte da minha história. Construí minha carreira e minha família. Sou Professora e exerci minha honrada profissão na Rede Municipal de Educação de Curitiba por 19 anos. Desde muito pequena, gostava de ouvir as histórias contadas por minha mãe, nas noites enluaradas, enquanto ficávamos sentadas no terreiro da pequena casa onde morávamos, no sertão nordestino. Quando aprendi a ler, era nos livretos de Literatura de cordel, sob a luz da lamparina, que eu me apropriava do gosto pela leitura. Apaixonei-me pela literatura infantil. A leitura mudou minha vida. E, por acreditar nela, como ferramenta poderosa de transformação, é que me dedico à escrita de livros infantis. Pois, acredito, também, que incentivar uma criança a desenvolver o hábito da leitura é, antes de tudo, um ato de amor!

# Leia também, da autora:

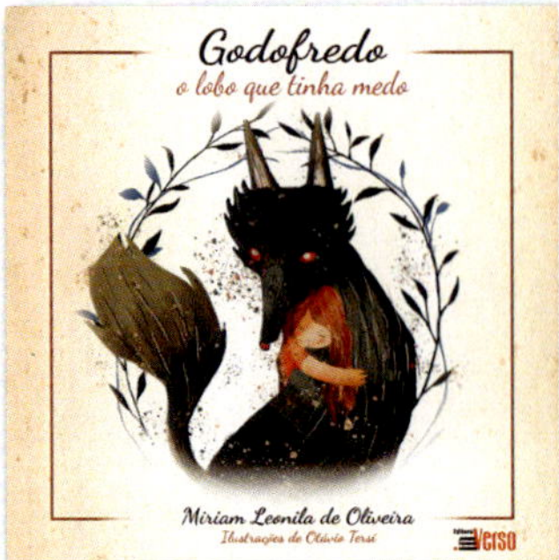


**GODOFREDO: O LOBO QUE TINHA MEDO**

O lobo negro era temido por todos e considerado muito perigoso. Porém, nunca ninguém tentou se colocar em seu lugar para compreendê-lo e saber o que se passava em seu coração. Somente o amor e a coragem da pequena Rita foram capazes de mudar aquela situação e trazer tranquilidade às pessoas da aldeia e à família de lobos.

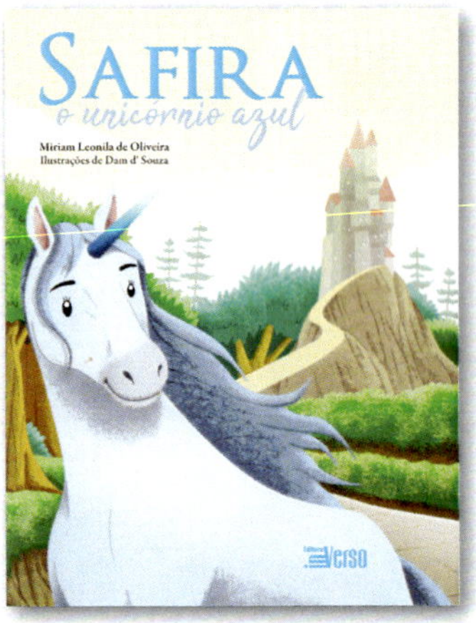


**SAFIRA**

No reino encantado de Eugória, vive Safira, uma jovem unicórnio, que possuía em seu chifre um poder extraordinário. Por causa disso, vivia sendo perseguida pelo feiticeiro Zorc que ambicionava os poderes do chifre para dominar o reino. Diante de uma grande catástrofe provocada pelo bruxo e ao ver sua mãe em perigo, Safira se vê obrigada a tomar uma difícil decisão para salvar a mãe e o reino de Eugória. Emocione-se com essa história incrível, cheia de magia e aventura na luta do bem contra o mal!

**E AINDA, TODA A SÉRIE BICHINHOS DE JARDIM!**

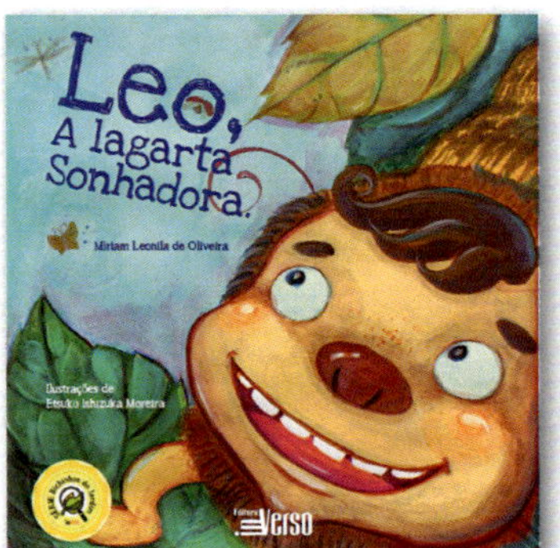


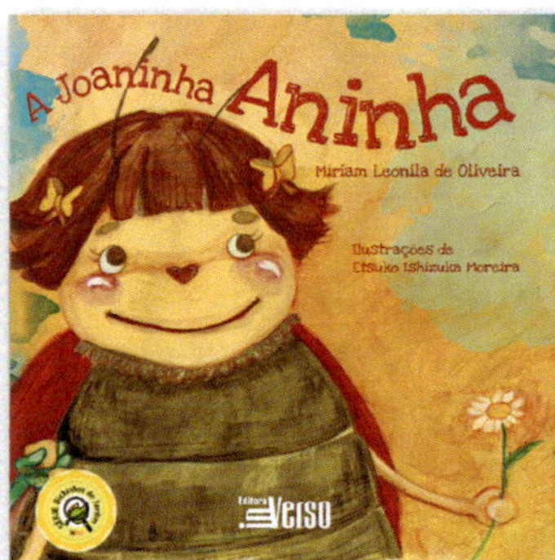


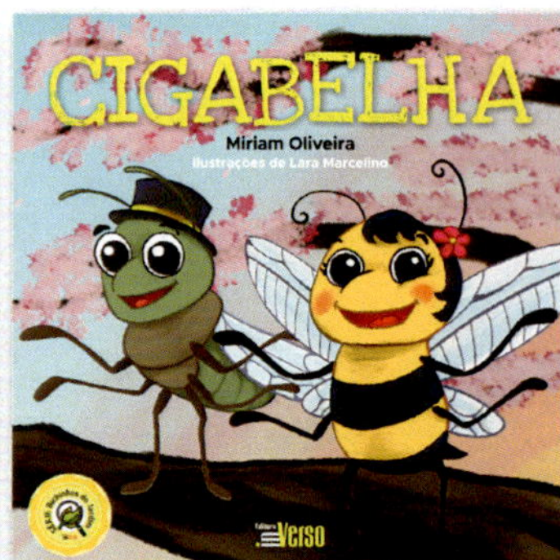